正しい手の洗い方

感染症を防ぐために何よりも大切なことは、手洗いです。せっけ……洗い、よくすすぐことも重要です。手洗いについて、くわしくは1巻……

① 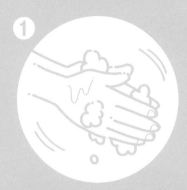 手を水にぬらし、せっけんを泡立てて手のひらを合わせてこする。

② 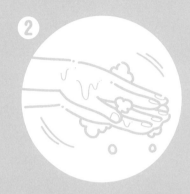 手の甲にもう一方の手のひらを重ねて、手の甲を洗う。手を入れ替えてもう片方も洗う。

③ 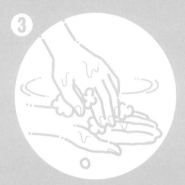 手のひらに片方の指先をあて、くるくる円をかくように指先を洗う。もう片方の手も洗う。

④ 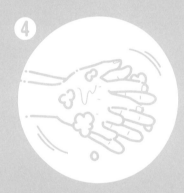 両手の指をくむようにして指の間を洗う。

⑤ 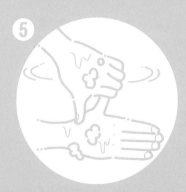 親指を片方の手でにぎり、くるくるとねじり洗いをする。手を入れ替えて、もう片方も洗う。

⑥ 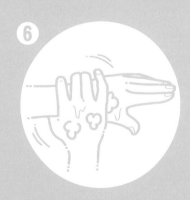 手首をもう一方の手でつかみ、くるくるとねじり洗いをする。手を入れ替えて、もう片方も洗う。

⑦ 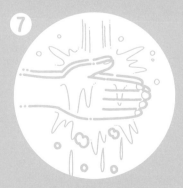 流水て（水を流しながら）手についた泡をよく洗い流す。

⑧ 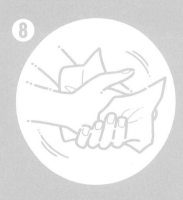 ペーパータオルや清潔なハンカチ、タオルて、やさしく手の水分をふきとる。

知っておきたい！
新しい生活様式④
町・外出先での感染予防と新しい生活様式

監修／佐藤昭裕（日本感染症学会専門医）

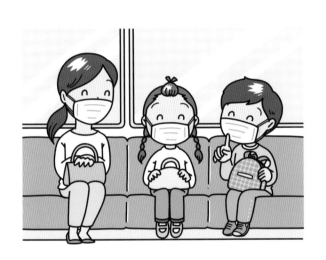

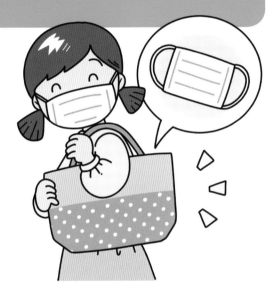

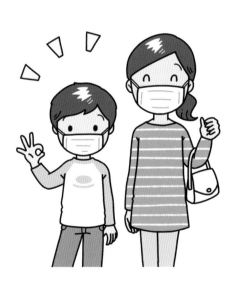

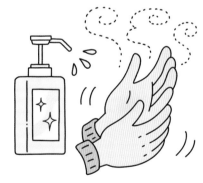

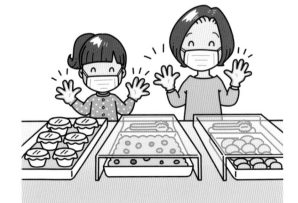

もくじ

安心して出かけるために

外出先での感染予防 ········· 4

出かけるときに気をつけること ··········· 6
体調チェックシート ··········· 9

道や乗り物で

移動中に気をつけること ········· 10

道を歩くとき ··········· 10
電車やバスに乗るとき ··········· 12
クイズ1 町中のどこにウイルスがたまりやすいかな？ ········· 14
クイズ2 バスの中のどこにウイルスがたまりやすいかな？ ········· 15

町へ出かけるときには

日常の外出先で気をつけること ········· 18

スーパーマーケットやコンビニ ··········· 18
買い物へ行く前にできること ··········· 20
買い物から帰ってきたらできること ··········· 21
習い事 ··········· 22
病院 ··········· 23
レストラン ··········· 24
映画館 ··········· 25
ゲームセンター ··········· 26
クイズ3 レストランのどこにウイルスがたまりやすいかな？ ········· 27
結婚式やおそう式で気をつけること ··········· 29

安全に楽しむために

旅行のときに気をつけること ……………………… 30

旅行に行く前にできること ………………………… 30

旅行中にできること ………………………………… 31

海や山などのアウトドア …………………………… 32

バーベキュー ………………………………………… 33

観光施設 ……………………………………………… 34

宿泊施設 ……………………………………………… 35

クイズ4 観光施設ではどこにウイルスがたまりやすいかな？ …… 36

クイズ5 宿泊施設ではどこにウイルスがたまりやすいかな？ …… 37

災害のときに気をつけること ……………………… 39

さくいん ……………………………………………… 40

登場人物紹介

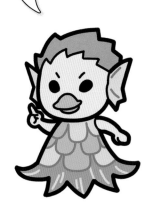

ハロー。ぼく、アマビエくん！「アマビエ」っていう、妖怪の子どもなんだ。妖怪っていっても、こわくないゾ！　ぼくたちは、病気を追いはらう、ありがた～い妖怪なんだ。えっへん！

アマビエくん

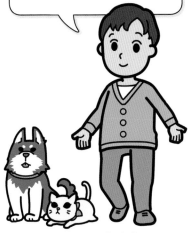

ぼく、やまと、小学4年生。ペットの犬はドラ、ねこはコロっていいます。2ひきと遊んでいる時間がとても楽しいから、おうちですごすのが大好きなんだ。

やまとくん

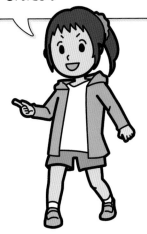

わたしは、はる。小学4年生だよ！好きなことは、食べること‼　だから給食の時間は、いつも楽しみにしているんだ。外で遊ぶのも大好き！　公園にも毎日遊びに行っているんだよ。

はるちゃん

外出先での感染予防

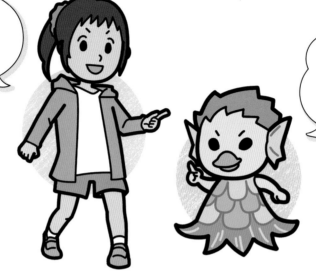

外出するときは、どんなことに注意したらいいのかな？

感染しないために気をつけることを見てみよう！

⚠ 外出先で感染しないための3つのポイント

1 マスクをつけるか持っていく

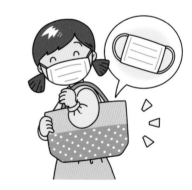

　人が多かったり、話したりする場合は、マスクをつけましょう。
　人が少なく、2m以上のきょりがとれる場所でも、近くで話すことがあるかもしれないので、マスクは持っていくようにしましょう。
　食事をする場合は、外したマスクを入れるビニール袋やマスク入れと、予備のマスクがあると安心です。

2 三密※をさける

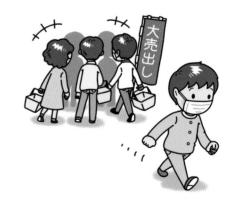

　人がたくさん集まっていて十分なきょりをとれない場所や、戸や窓を閉めきっていて換気が行われていない場所には、行かないほうがいいでしょう。
　お店へ行くときは、中にいる人数が少なく、換気を十分に行っているかどうかを確認してから中に入りましょう。

3 手洗いをてっ底する

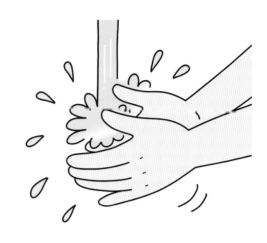

外出先では、いろいろなものにさわってしまうことがあります。ウイルスがくっついているかもしれないので、その手で顔をさわらないようにしましょう。

トイレなど、外出先で手を洗える場所があったら、せっけんをつけてていねいに洗いましょう。お店に消毒液が置かれていたら、お店に入るときと出るときに手を消毒しましょう。

場所ごとの感染リスクのちがいを知ろう

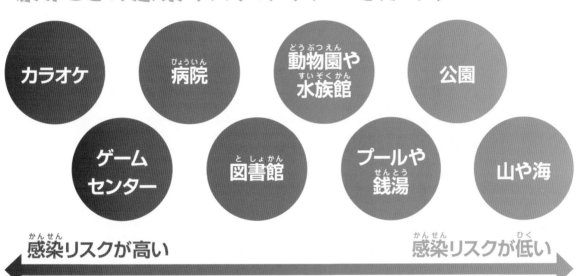

カラオケ　病院　動物園や水族館　公園

ゲームセンター　図書館　プールや銭湯　山や海

← 感染リスクが高い　　　　感染リスクが低い →

✏️ 安心して出かけるために自分で気をつけたいことや疑問に思ったことを書こう。

※コピーして使おう。

▶ 出かけるときに気をつけること

移動先（いどうさき）の状況（じょうきょう）を知る

　休日に家族で旅行をするときなど、遠くへ出かけるときは、外出先の状況を前もって調べるようにしましょう。

　目的の場所が混雑していたり、そこで多くの感染者が出ていたりする可能性もあります。状況は毎日変わるので、正確な情報が公開されているところで、こまめに確認しましょう。インターネットの情報の中には、うそやまちがった内容があることも多いので、信頼できるウェブサイトをあらかじめ見つけておきましょう。

　また、出かける前に自分や家族の体調が万全かどうかの確認も必要です。体のだるさ、せきやくしゃみ、熱がないかなどをチェックして、少しでも問題があるときは外出をひかえましょう。

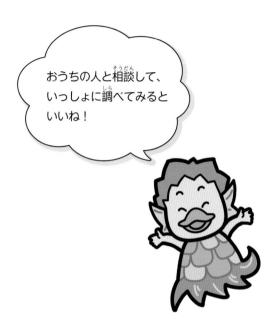

おうちの人と相談して、いっしょに調べてみるといいね！

自分で調べよう！

● テレビや新聞で

　テレビのニュースは、新聞よりも早く情報を知ることができます。旅行の目的地である観光施設などで感染症のクラスター（※）が発生していないか、ニュースを見て確認しましょう。

　また、新聞の見出しに各都道府県の観光地の情報があるか、注意して見るようにして、情報を集めましょう。新聞の情報は、テレビよりもくわしく説明されている場合があるので、あわせて活用しましょう。

● インターネットで

　インターネットで情報を調べる場合は、厚生労働省（国の行政機関のひとつ）や各都道府県のホームページなど、信頼できるウェブサイトを見るようにしましょう。

　厚生労働省のホームページでは、各都道府県の感染状況を知ることができます。

　また、旅行先の観光地、各施設のホームページやSNSで、いち早く情報を入手することができる場合もあります。

状況に合わせて正しい判断をする

　自分や家族にとっても、ちがう地域で暮らす人々にとっても安全に出かけるために、状況に合わせて正しい判断をすることが必要です。

　外出先がとても混雑していたり、クラスターが発生していたり、地域の感染者数が多くなったりしている場合は、外出の延期を考えましょう。出かけることで、自分や家族が知らないうちに感染し、病気を持ち帰ってきてしまうかもしれません。

　また、自分や家族の体調が悪いのに無理をして出かけると、外出先で感染を広めてしまう可能性もあります。自分も家族も体調が万全で、外出先の状況がよいときだけ、出かけるようにしましょう。

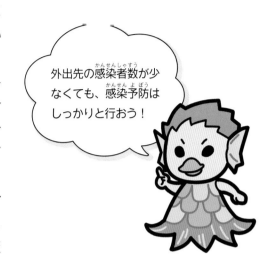

外出先の感染者数が少なくても、感染予防はしっかりと行おう！

☑ 外出先の状況は？

　外出先の感染者数が多い場合は、延期をするか、外出先を変えましょう。

| 感染者多い | → | 行かない |
| 感染者少ない | → | 行く |

☑ 自分の体調は？

　体のだるさ、熱、せき・くしゃみなどがないか確認しましょう。体調が悪いときに外出しても思うぞんぶん楽しむことができません。

| 体調が悪い | → | 行かない |
| 体調がよい | → | 行く |

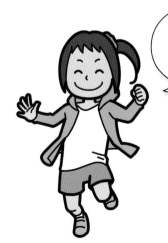

正確な情報をもとによく考えて判断することが大事なんだね。

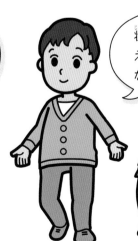

状況に合わせて行動を変えることが、感染を広げないことにつながるね。

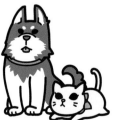

ふだんから自分の体調を管理する

健康なときの自分の体調について知っておくと、少しでも調子が悪くなったときにすぐ気づくことができます。そうすると、病気に感染していることが早めにわかり、他の人への感染を広げるのを防ぐことにもつながります。

感染症が流行しているときは、具合が悪くなくても体調を毎日チェックして、変化に早く気づけるようにしましょう。また、前日に会った人についてメモをしておくことで、感染していた場合の対応がしやすくなります。

毎朝、起きたらすぐに体調をチェックするなど、タイミングを決めておいて、忘れずに続けるようにしましょう。

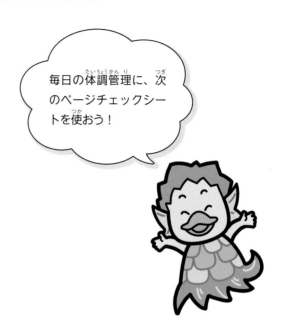

毎日の体調管理に、次のページチェックシートを使おう！

❗ 気をつけるポイント

☑ **体温**　☑ **のどの痛み**　☑ **味覚、嗅覚**

☑ **せき**　☑ **鼻水**　☑ **体のだるさ**

☑ **昨日行った場所、会った人**

❗ 接触確認アプリ「COCOA」って？

接触感染アプリ「COCOA」は、スマートフォンに入れて使うことができるアプリのひとつです。まず、新型コロナウイルスによる感染症に感染した人が「COCOA」に登録します。すると、その人から1m以内の場所に15分以上いた人に、「COCOA」を通して知らせがきます。知らせを受けた人に、感染した人の個人情報は知らされません。

このアプリから知らせがきた人は、自分の近くに感染した人がいたことを知ることができます。このアプリを使うことで、新型コロナウイルスの感染症にかかっているかどうかの検査などについて、保健所のサポートを早く受けることができます。

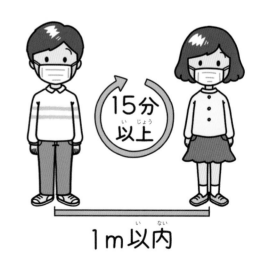

15分以上

1m以内

体調（たいちょう）チェックシート　月　日〜　月　日

日付（ひづけ）	朝（あさ）の体温（たいおん）	のどの痛（いた）み	味覚（みかく）・嗅覚（きゅうかく）	せき	鼻水（はなみず）	体（からだ）のだるさ	昨日（きのう）行（い）った場所（ばしょ）・会（あ）った人
		あり／なし	あり／なし	あり／なし	あり／なし	あり／なし	

※コピーして使（つか）おう。

移動中に気をつけること

道を歩くとき

1 集団で 歩かない

　道を歩いて移動するときは、なるべく集団で歩かないようにしましょう。大人数で行動すると、どうしても密集しやすくなります。友だちと出かけるときは、さそう人数を少なくしましょう。大人数で移動する必要があるときは、二人ずつなどに分かれて、間をあけて歩きましょう。もちろんひとりで歩くときも、人と人とのきょりをあけることが大切です。

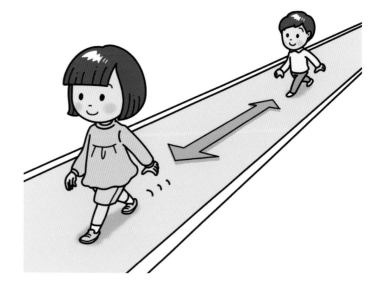

2 共有のものを なるべくさわらない、 さわったら手を洗う

　外へ出ると、ドアの取っ手や自動ドアのボタン、手すりなど、たくさんの人がさわるものがあちこちにあります。これらのものは、ひじや指の関節を使うなどして工夫し、なるべく指先でさわらないようにしましょう。さわる必要があるときは、さわったあとに手をよく洗いましょう。手を洗うまでは、顔をさわらないように気をつけることが大切です。

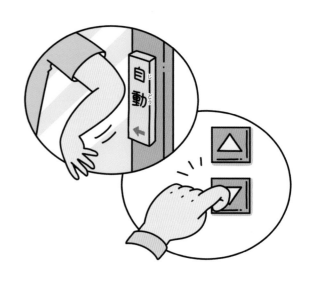

⚠ 気をつけるポイント

☑ たくさんの人がさわるもの

- 信号機のボタン
- エレベーターのボタン
- エスカレーターや歩道橋の手すり
- ドアの取っ手
- ガードレール

- 自動ドアのスイッチ
- 駅の券売機のボタン
- 自動販売機のボタン
- 公衆トイレのレバーやスイッチ
- 公衆電話のボタン

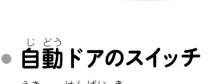

たくさんの人がさわるものって、こんなにあるんだね！

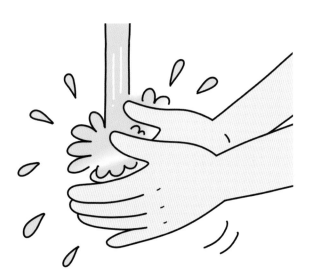

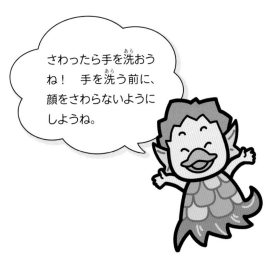

さわったら手を洗おうね！ 手を洗う前に、顔をさわらないようにしようね。

3 用事がないところに寄り道をしない

外出するときは、どこで何をするかという目的をはっきりと決め、それ以外の場所には寄らずに帰りましょう。

感染症が流行しているときは、出かけたところが多ければ多いだけ、知らない人や、たくさんの人がさわったものに接する機会も多くなります。特に人が集まる町中をうろうろしていると、感染のリスクが高まってしまうので注意しましょう。

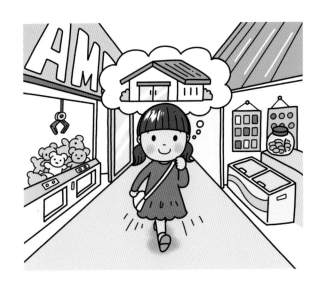

電車やバスに乗るとき

1 必ず マスクをつける

電車やバスに乗るときは、必ずマスクをつけましょう。最初はすいていて、十分にきょりをあけられていても、乗っているうちに混んでくることがあります。ひまつをあびて自分が感染しないため、また人に感染させないためにも、乗るときにマスクをつけるようにしましょう。

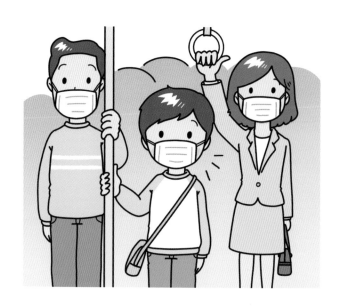

2 なるべく会話をしない

混雑している電車やバスの中では、十分なきょりがとれないことがあります。また、近くの窓が開けられないなど、あまり換気ができていない場合もあります。そうした状況でのおしゃべりは、感染のリスクを高めてしまいます。

友だちといっしょに電車やバスに乗っているときは、マスクをつけていても、なるべく会話をしないようにしましょう。

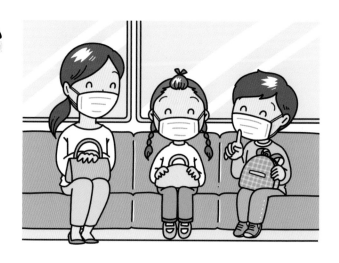

3 降りたら すぐに手を洗う

電車やバスに乗るときは、つり革や手すりにつかまったり、ボタンをおしたりするなど、たくさんの人がさわるところにふれる機会があります。

ゆれる乗り物の中で手すりをつかまないとけがをするおそれがあるので、しっかりつかまりましょう。その手で顔をさわらないようにし、降りたらなるべく早く手を洗えば感染リスクはおさえられます。

よく行く外出先なら、手を洗う場所を決めておくといいね。

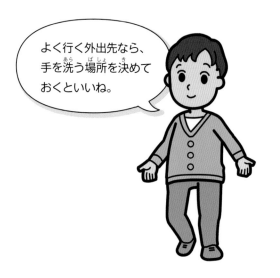

⚠ 気をつけるポイント

☑ 人とのきょりを あける

特に顔と顔のきょりに気をつけます。車内が混雑して、人の顔が近くにきてしまうときは、体の向きを変えて向かい合わないようにしましょう。

☑ できるだけ窓を開ける （換気する）

電車やバスの窓を開けられるときは、近くの窓を開けましょう。進行方向に向かい、開いた窓の少し後ろにいると、常に新しい空気が入ってきます。

☑ 座るより 立っているほうが安全

席に座っていると、前に立っている人がくしゃみやせきをしたとき、上からひまつをあびてしまうことがあります。立っていたほうが、すぐに移動もできるので安全です。

☑ 混んでいるときは おくのほうが安全

混んでいるときは、入り口の近くは人の出入りが多くなります。おくにいるほうが感染リスクは低くなりますが、人の多い車内を無理に移動するとあぶないのでやめましょう。

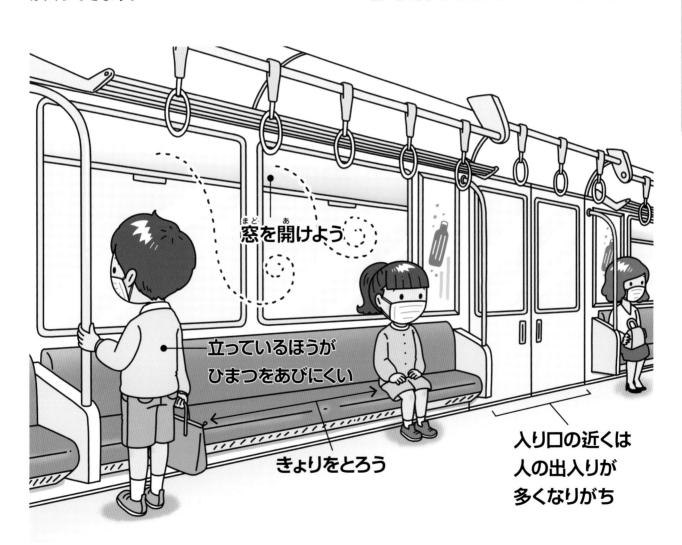

窓を開けよう

立っているほうが ひまつをあびにくい

きょりをとろう

入り口の近くは 人の出入りが 多くなりがち

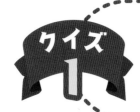 **町中のどこに
ウイルスがたまりやすいかな？**

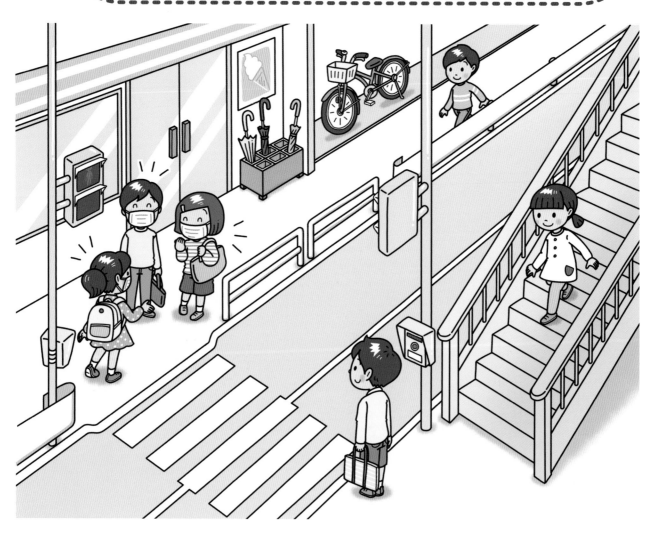

手でさわるところにたま
りやすいんだよね。

つかまるところは手で
さわるね！

手でさわるものってボタ
ンとかかな？

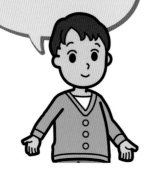

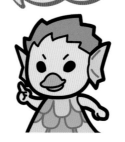

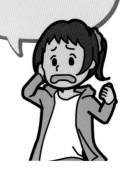

答えは 16 ページ ➡

クイズ 2 バスの中のどこに ウイルスがたまりやすいかな？

答えは 17 ページ ⏎

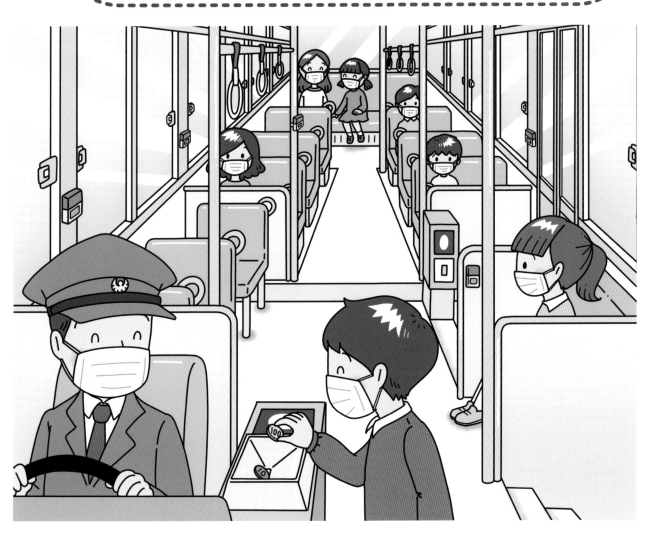

 ヒント

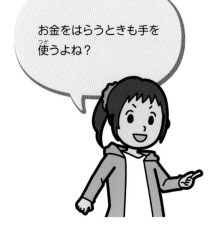

お金をはらうときも手を使うよね？

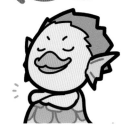

バスの中にもボタンがあるよ。

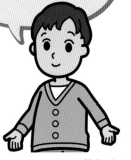

手でつかまるところがあるよ。

クイズ 1 の答え　みんながさわるものにウイルスはたまりやすい

大中小は、危険度をあらわすよ。

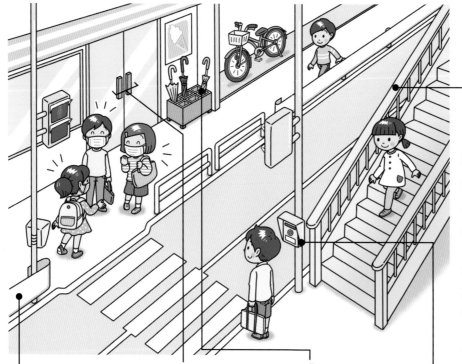

歩道橋の手すり 中

手すりはたくさんの人がつかまるので、ウイルスがたまっている可能性があるよ。建物内の階段やエスカレーターの手すりも気をつけよう。

ガードレール 小

つかまるものではないけど、手でさわることがある場所だからウイルスがいるかもしれないよ。もしさわってしまったら、手を洗おう。

お店のドアの開閉ボタン 大

手でおさないと開かない自動ドアのボタンは、たくさんの人がさわるのでウイルスがたまっている可能性が高いよ。

置いてあるかさ 中

かさの持つところは、必ず手でさわるところだからウイルスがたまっている可能性があるよ。他の人のをさわらないでね。

信号のボタン 大

信号のボタンは、たくさんの人が指先を使っておすので、さわったら必ず手を洗ってね。

こんなときはどうする？

友達と話したり店に入ったりするときのために、いつもマスクは持ち歩こうね。

人とすれちがうときは？

　人とすれちがうだけで、感染症に感染するということはありません。すれちがうときに会話をしていたり、くしゃみやせきをしたりしてひまつが飛ぶ場合もありますが、おたがいマスクをしていれば、そこまで心配しなくてもいいでしょう。

　すれちがう人がマスクをしていないときも、2m以上きょりをあけていれば安全です。

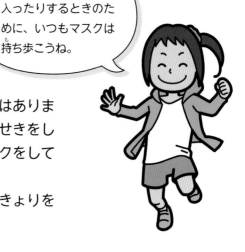

クイズ2 の答え　指先でさわるものには、特にウイルスがたまりやすい

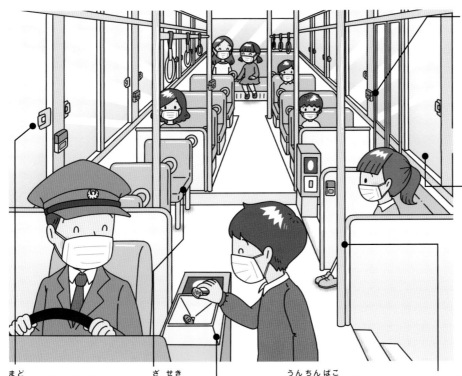

降車ボタン 大
バスの降車ボタンはたくさんの人が指先でおすので、さわったら必ず手を洗ってね。

窓 小
窓のガラスを手でさわる人がいるので、ウイルスがくっついている可能性があるよ。さわらないでね。

窓のカギ 中
窓のカギは手でさわるところなので、窓を開けたり閉めたりするとき以外はさわらないでね。さわったら、手を洗ってね。

座席クッション 小
座席に座るときに手でさわることがあるので、ウイルスがついている可能性があるよ。

運賃箱 大
カード乗車券を使う人も多いけれど、現金で運賃をはらう人もいるよ。お金はたくさんの人がさわるものなので、さわったら手を洗ってね。

つり輪や手すり 大
つり輪や手すりはたくさんの人が手でつかまるところだよ。つり輪をつかんだ手で顔をさわらないでね。

こんなときはどうする？

長きょりバスに乗るときは？

長きょりバスに乗るときに注意したほうがいいことは、基本的にはふつうの電車やバスに乗るときと同じです。

マスクをつけて乗り、なるべくしゃべらないようにします。できるだけ窓を開け、十分な換気を行うようにし、バスから降りたあとは必ず手を洗いましょう。手を洗うまでは、顔にはさわらないでください。

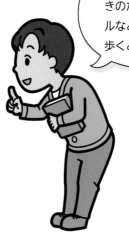

手を洗う場所がないときのために、アルコールなどの消毒液を持ち歩くと安心だよ。

日常の外出先で気をつけること

スーパーマーケットやコンビニ

1 少人数で行く

　家族全員で買い物に行くと、お店の中が混み合い、すぐに三密になってしまいます。

　特に感染症が流行しているときは、子どもひとりにつき保護者ひとりで買い物をするようにしましょう。また、用事がないときは、なるべく買い物についていかないほうが感染リスクをおさえられます。

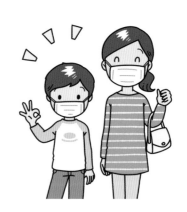

2 お店に入るときと出るときはアルコール消毒を

　感染症が流行しているときは、お店の出入口にアルコールなどの消毒液が置かれています。

　お店に入るときと出るときに、消毒液を手に取り、指先から手首までしっかりと消毒しましょう。お店に入るときはウイルスを持ちこまないため、出るときはウイルスを持ち出さないために、どちらも消毒することが重要です。

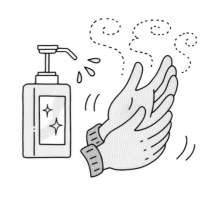

3 買い物の回数をできるだけ減らす

　買い物に行くときは、あらかじめ必要なものをメモしておき、買い忘れのないように気をつけましょう。

　買い物に行く回数が多いと、それだけウイルスをお店に持ちこんだり、お店から持ち出して家に持ちこんだりする可能性が高くなります。二日分や三日分をまとめて買うなど、回数を減らす工夫をしましょう。

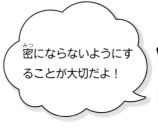

密にならないようにすることが大切だよ！

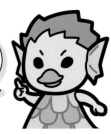

⚠️ 気をつけるポイント

☑️ 商品にはできるだけ さわらない

お店の商品には、たくさんの人がさわった可能性があります。できるだけさわらないで選びましょう。

☑️ トングに気をつける

おそうざいやパンなどをつかむトングはなるべく使わずに、すでにパックや袋に入れられているものを選びましょう。トングを使ったときには必ず手を洗いましょう。

☑️ お金は 手わたししない

お金はたくさんの人がさわる可能性の高いものです。お金の受けわたしにはトレーを使いましょう。

☑️ レジにならぶときは 間をあける

レジの列では、前の人とのきょりを十分にあけましょう。お店の決まりがあるときは、それにしたがいましょう。

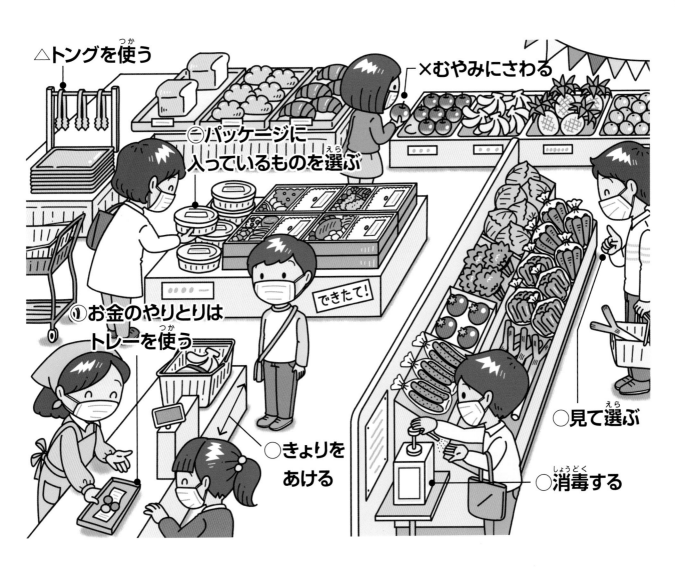

△トングを使う

×むやみにさわる

⊖パッケージに入っているものを選ぶ

①お金のやりとりはトレーを使う

できたて！

○きょりをあける

○見て選ぶ

○消毒する

▶ 買い物へ行く前にできること

1 必要なものを事前にメモする

お店へ行く前に、家の中にあるものを確認します。そして、新たに必要なものをよく考えてメモしておきましょう。それを持っていくと、お店で考えたり、まよったりすることが減り、短い時間で買い物を終えられます。

また、メモを見ながら買い物をすることで、買い忘れを防げるので、お店へ行く回数を減らすことにもつながります。

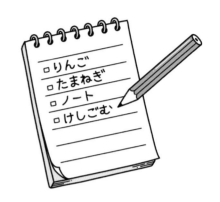

2 ピークの時間帯をさける

お店ではお昼どきや夕方など、お客さんの数が増え、混雑するピークの時間帯があります。お店によって多少のちがいがありますが、混み合いそうな時間をさけて買い物に行くようにすれば、自然と三密をさけることができます。

混み合う時間帯を表示しているお店もあるので、それを確認して行く時間を調整するとよいでしょう。

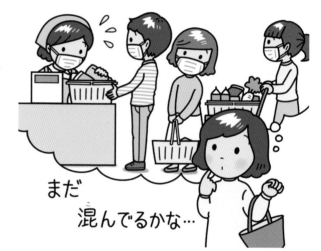

まだ
混んでるかな…

おさらいクイズ

体調がよくないと思ったときはどうするのがよい?

ⓐ 出かけない　　ⓘ 少し無理してでも出かける

ⓤ 混んでいる場所をさけて出かける

▶ 買い物から帰ってきたらできること

1 洗ったり 消毒したりする

果物や野菜などは洗ってから保存します。箱や袋は消毒し、捨てられるものは中身を保存容器などに移し、箱や袋は捨てます。賞味期限はラベルなどに書きうつし、はっておきましょう。

2 外装に中身が ふれないように出す

おそうざいなどの調理済のものは、人がさわった可能性の高いパッケージの外側に、中身がふれないように注意して出し、家の食器に移して、パッケージはすぐに捨てましょう。

これらは、感染症がさかんに流行しているときや、家の中に感染症が重症化しやすい人がいる場合の最大限の対策だよ。それ以外の場合もこれらの対策を全部やるかどうかは、家族で話し合って決めよう。

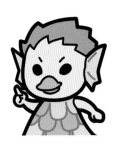

 お金にさわったら必ず手を洗おう

お金は、人から人へとわたされ、たくさんの人がふれるものです。お札も硬貨も指先でさわることが多く、ときには手の中ににぎられることもあり、ウイルスがくっついている可能性はかなり高いといえるでしょう。さわったら必ず手を洗いましょう。

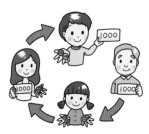

答え

おさらいクイズ の答え

あ 7ページをおさらいしよう

体調がよくないときに出かけると、感染を広めてしまう可能性があります。感染するリスクも高いので出かけないようにしましょう。

体調が悪いときは、出かけても楽しめないね。

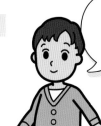

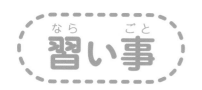
習い事

ボールや楽器などを さわったら 手を洗う

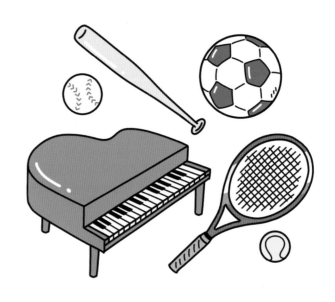

サッカーや野球、テニスなどをしているとき、共有のボールやラケットなどをさわったあとは必ず手を洗いましょう。

ピアノなどの楽器も同じです。習い事で他の人もさわるものを使うときは、その手で顔をさわらないようにし、終わったら手をよく洗いましょう。

きょりが近いときは 必ずマスクをする

ピアノや習字、英会話など、屋内での習い事をしている最中に、先生や他の生徒と話すことがあります。

教室がせまく、きょりが十分にとれない場合もあるので、最初からマスクをつけておきましょう。

ものの貸し借りを しない

そろばんや習字、絵など、自分の道具がある習い事では、忘れものをしないように気をつけて自分の道具だけを使うようにしましょう。

道具を忘れてしまったときや、友だちが忘れて困っているときは、先生にいって消毒されているものがあれば、借りるようにしましょう。

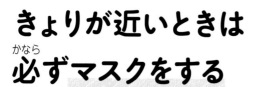更衣室では 会話をしない

水泳やダンス、バレエ、スポーツなどの習い事では、更衣室で着がえることがあります。

更衣室は換気をしにくく、三密になりやすい場所です。おしゃべりをせずにすばやく着がえて、できるだけ早く外へ出るようにしましょう。

塾や英会話教室、水泳やサッカーなどをするときに気をつけることは、2巻を見てね！

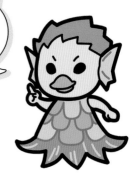

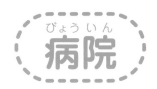

病院

手すりや雑誌などにはなるべくさわらない

病院は体調の悪い人が集まる場所です。病気に感染しない、まわりに感染させないためにも、特に注意をはらいましょう。

病院でもマスクをつけることと、手を洗うことが重要です。その他、手すりや雑誌など、人がよくさわるところにはさわらないようにしましょう。

くしゃみやせきをしたときに、顔をさわってしまったら、すぐに手を洗ってください。

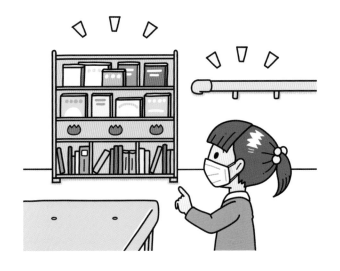

待合室では人とのきょりをとる

体調が悪くてつらいときは、待合室のいすに座ってもいいですが、他の人とはできるだけきょりをとるようにしましょう。座っているときに、近くで立っている人がせきやくしゃみをすると、ひまつをあびる可能性が高くなります。待合室ではなるべく立って待つか、受付の人に話して外で待たせてもらうようにしましょう。

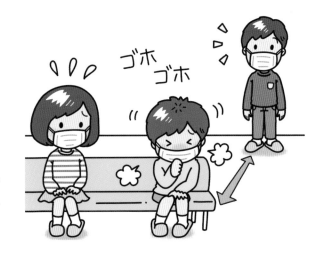

！ オンライン診療って？

「オンライン診療」は、インターネットに接続したパソコンやスマートフォンを使って、自宅などで医師に診療をしてもらうことができる仕組みです。

受診しようと考えている医療機関の窓口に電話するか、ホームページなどで「オンライン診療」を行っているか確認し、事前に予約をしてから、おうちの人といっしょに診療を受けましょう。

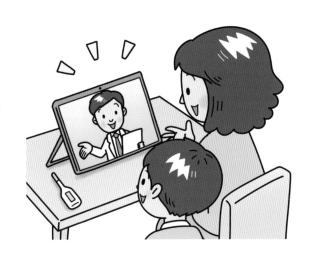

レストラン

席はななめ向かいに座る

　食事をするときはマスクをとり、ひまつが飛びやすくなるので注意が必要です。

　家族以外の人と食事をするときは、なるべくきょりをあけるようにしましょう。

　右のように、ななめに座るときょりをあけられます。となりに座ると、話すときについ横を向くことが多く、顔と顔のきょりがとても近くなってしまうので注意しましょう。

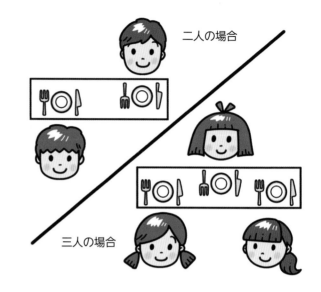

二人の場合

三人の場合

マスクをはずしたら
話さない

　お店に着いても、料理が席にくるまではマスクをつけておきましょう。マスクをはずして食べているときは、なるべく話さないようにしたほうが、感染のリスクを下げられます。

　食べ終わってから、マスクをつけて話すようにしましょう。

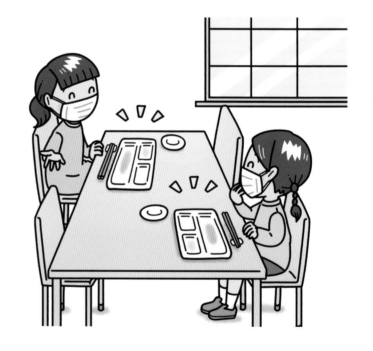

はずしたマスクは
ビニール袋かマスク入れに

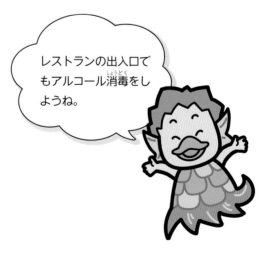

レストランの出入口でもアルコール消毒をしようね。

　食べている間は、はずしたマスクをビニール袋やマスク入れなどに入れ、テーブルの上などに置かないようにしましょう。

　マスクは外側にウイルスがついている可能性が高いので、外側が内側になるようにして折り、ケースにしまいましょう（1巻の28ページを参考にしてください）。

映画館

後ろの席のほうがリスクは低い

映画館では、席が階段状になっています。後ろの席の人がせきこんだり、くしゃみをしたりすると、前にひまつが飛ぶので、後ろの席のほうがリスクは低いと考えられます。

また、映画館では上から、もしくは前のほうから空気を外に出す仕組みがあり、十分な換気ができています。みんながマスクをつけているうえに、上映中はだれもしゃべらないので、感染のリスクは低いといえるかもしれません。ただし、席までの移動のときは他の人とのきょりが近くなるので注意しましょう。

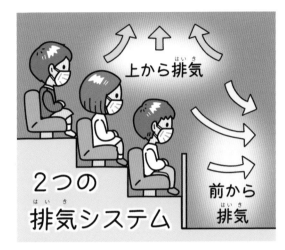

上から排気

2つの
排気システム

前から
排気

❗気をつけるポイント

☑ 手すりや座席を
　むやみにさわらない

☑ 飲食をするときは必ず手洗いか
　アルコール消毒をしよう

☑ 必ずマスクをしよう

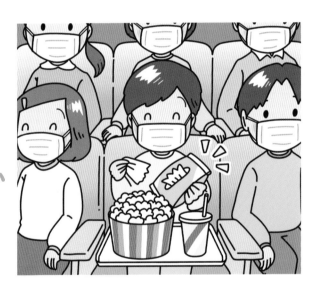

アルコール消毒を
するときは気をつけて

出かけるときにふれるものや、習い事で使うものには、アルコール消毒をするといたんでしまうものがあるので注意が必要です。

アルコール消毒ができないものをさわったときは、手をよく洗うようにしましょう。

アルコール消毒しないほうがよいもの

・革でできたもの
革でできたさいふなどは、いたむことがあります。

・電子機器
パソコンやスマートフォンは、確認が必要です。

・飛行機の窓、
・ピアノのけんばんなどの楽器類
表面がいたんだり、ひび割れたりしてしまいます。

ゲームセンター

混んでいたら行かない
集団では行かない

ゲームセンターは、三密になりやすい場所です。混んでいるときはなるべく行かないようにしましょう。友だちをたくさんさそって行くと、密集・密接になってしまうので、おうちの人といっしょに少人数で行くようにしてください。

ゲームに夢中になっていると、友だちとすぐ近くでしゃべったり、ゲーム機をさわった手で顔をさわったりしてしまいがちなので注意しましょう。

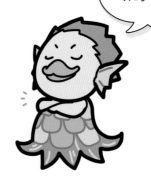

ゲームセンターへ行くときも、マスクは必ずしよう！　遊び終わったらすぐに手を洗おうね。

カラオケは
感染リスクが高い場所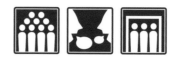

☑ **ひまつが飛びやすい**

☑ **三密になりやすい**

カラオケをするときは、せまい部屋でドアを閉めきるのですぐに三密になってしまいます。また、大きな声で歌を歌うのでひまつが飛びやすいうえ、他の人のひまつのついたマイクを使いまわすので、感染のリスクはかなり高いといえます。

感染症の流行中はカラオケには行かないほうがいいでしょう。どうしても行きたいときは家族だけで行くようにしてください。

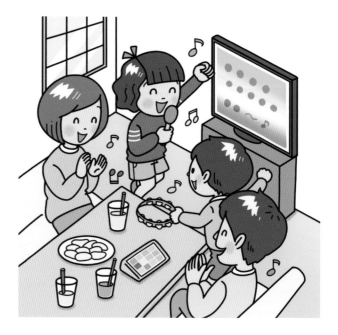

クイズ 3 レストランのどこに ウイルスがたまりやすいかな？

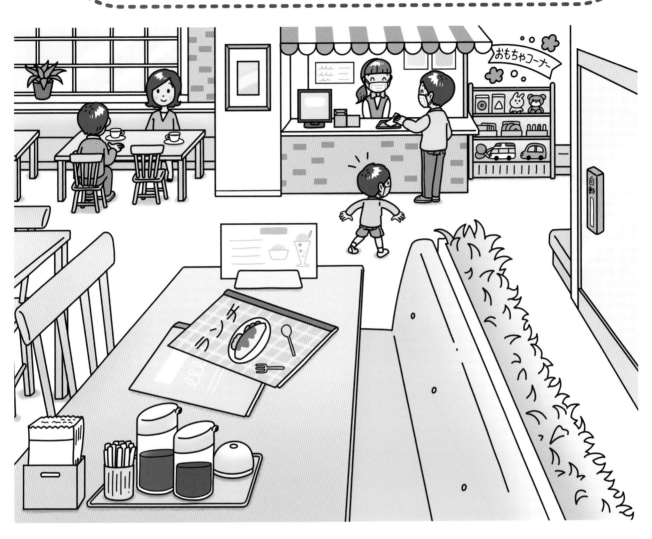

 ヒント

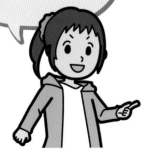
ウイルスがたまりやすいのは、人がさわるところだよね。

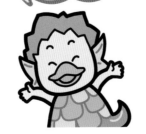
必ずさわるところってどこかな？

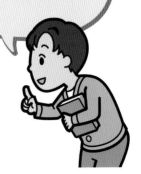
注文するときや、食べるときにさわるものもあるよ。

答えは 28 ページ ➡

クイズ3の答え みんながさわるものにはウイルスがたまりやすい

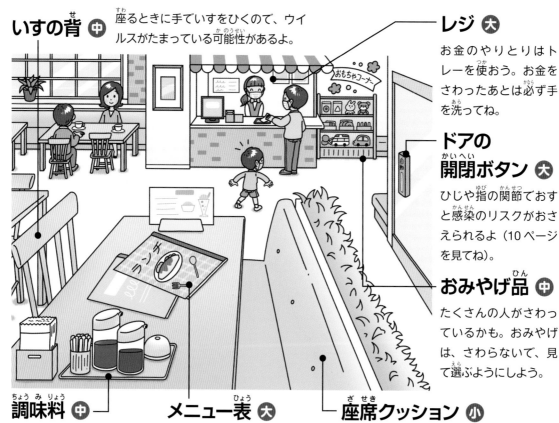

いすの背 中
座るときに手でいすをひくので、ウイルスがたまっている可能性があるよ。

レジ 大
お金のやりとりはトレーを使おう。お金をさわったあとは必ず手を洗ってね。

ドアの開閉ボタン 大
ひじや指の関節でおすと感染のリスクがおさえられるよ（10ページを見てね）。

おみやげ品 中
たくさんの人がさわっているかも。おみやげは、さわらないで、見て選ぶようにしよう。

調味料 中
みんながさわるものだから、使ったあとに顔をさわらないように気をつけてね。

メニュー表 大
注文するときにみんながさわるものだよ。注文が終わったら、手を洗うか消毒しよう。

座席クッション 小
立つときや座るときに、なるべく手でさわらないほうがいいよ。さわったら手を洗おう。

こんなときはどうする？

手洗いのあとに、じゃ口を閉めるときは？

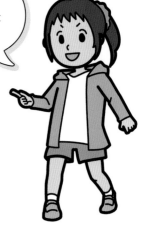

じゃ口のことを気にしすぎて、手洗いがおろそかにならないようにしよう！

せっけんで手を洗ったあとにじゃ口を閉めるときは、レバーを上げ下げするものだったら、ひじを使って閉めましょう。手で回すものだったら、ペーパータオルの上からつかむなど、直接じゃ口をさわらないようにするといいでしょう。わざわざじゃ口を毎回洗う必要はありません。

結婚式やおそう式で気をつけること

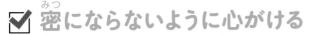

結婚式

!気をつけるポイント

☑ **写真をとるとき食べるとき、マスクをはずしたら話さない**

マスクをはずしている間は、ひまつが飛びやすいので話さないようにしましょう。

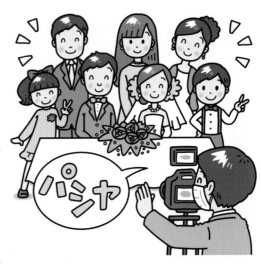

☑ **飲み物や食べ物を共有しない**

人から食べ物をもらったり、飲み物を回し飲みしたりするのはやめましょう。

☑ **密にならないように心がける**

久しぶりに会う人も多く、密集しがちなので注意しましょう。

おそう式

!気をつけるポイント

☑ **こまめな換気をする**

窓やドアを開けておき、空気を入れかえるようにしましょう。

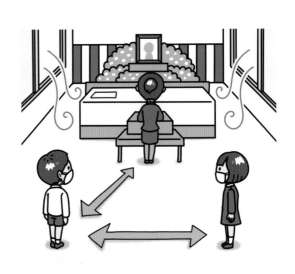

☑ **みんながさわったところにさわったら手を洗おう**

お焼香など、みんながさわるものにさわったときは、手を洗うまで自分の顔にさわらないようにしましょう。

☑ **密にならないように心がける**

しんせきの人などと話すときは、マスクをしたまま少人数で話しましょう。

旅行のときに気をつけること

▶ 旅行に行く前にできること

すいている時期や時間帯を選ぼう

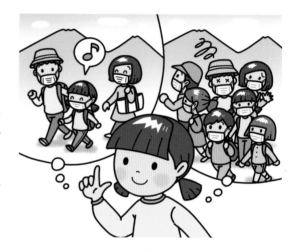

土日や連休中の観光地は、どうしても混み合ってしまいます。なるべくすいている時期を選んで旅行の計画を立てるようにしましょう。

観光地での過ごし方については、たとえば昼食を早めか遅めにとるなど、混み合う時間帯をさけて行動するようにすると感染のリスクを下げられます。

事前予約をとっておこう

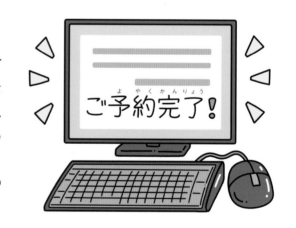

ご予約完了！

ホテルや旅館だけでなく、訪問先の施設や食事をする場所で予約を受け付けているときは、事前に予約をしておくとよいでしょう。予約した時間に施設やレストランへ行けばよいので、長い時間ならんで密になることをさけられます。

予約したお店に行けなくなったときは、お店に迷わくがかかるので、必ず連絡をするようにしましょう。

体の不調を感じたら行くのをやめよう

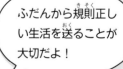

ふだんから規則正しい生活を送ることが大切だよ！

楽しみにしていたからといって、体の調子が悪いのに無理して旅行に行くのはやめましょう。感染症に感染しないように気をつけつつも旅を楽しむには、体調を万全に整えておくことが重要です。バランスよく食べ、十分なすいみんをとり、適度な運動をするなど、毎日の健康管理をおこたらないようにしましょう。

▶旅行中にできること

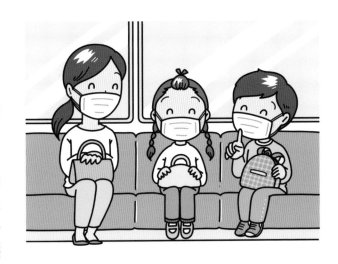

移動中は会話を ひかえめにする

　電車やバス、新幹線や飛行機など、公共の交通機関を使って旅行するときは、必ずマスクをして乗りましょう。

　旅行中は話がはずみがちですが、移動中の会話はできるだけひかえめにしましょう。みんなが気をつけて静かに過ごせば、大声を出してひまつを飛ばすことも少なくなり、おたがいの感染リスクをおさえることができます。

スケジュールは ゆったりよゆうを持つ

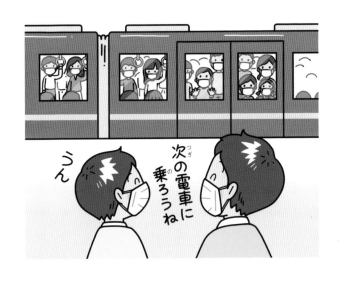

　旅先での予定をつめこみすぎると、常に時間に追われてしまい、混雑した電車に乗るなどして、感染のリスクが高まることがあります。

　交通機関や訪問先が混雑しているときは、少し待ってから利用するなど、よゆうを持って行動できるようなスケジュールにしましょう。

旅行先（現地）の人との 交流はひかえめに

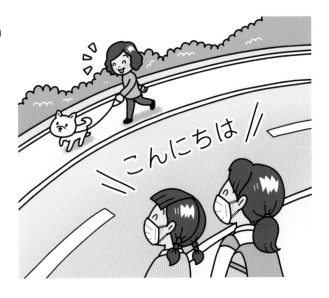

　ふだんはふれあうことのない、旅行先で暮らす人の話を聞くのは貴重な体験です。

　しかし、感染症が流行しているときは、ちがう地域で暮らす人を感染させない、または自分が感染しないためにも、人とのふれあいは、ひかえめにしましょう。

海や山などのアウトドア

大人数で集まらないこと

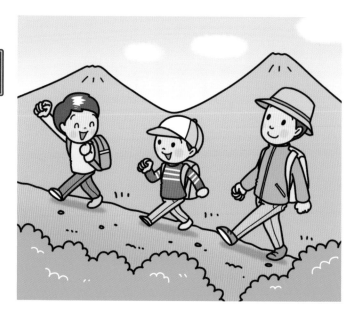

　山や海など、外で活動するときも、できるだけ少ない人数で過ごしたほうが感染のリスクを下げられます。外では密閉にはなりませんが、大人数で集まると、密集や密接になりやすくなるので注意しましょう。

　人とのきょりがとれるときにはマスクをしなくても大丈夫です。ただし2m以上のきょりがとれない場合には、マスクをしましょう。

活動するときはきょりをとる

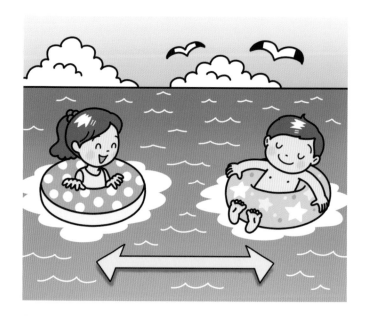

　海やプールで過ごすときも、基本的には体育館などで活動するときと同じと考え、2m以上のきょりをとるようにしましょう（2巻16ページ）。海やプールではマスクをつけられないので、近づいておしゃべりをしないように気をつけましょう。うきわやゴーグルは自分のものを使い、貸し借りはしないようにしてください。

トイレに行ったら必ず手洗いを

　トイレではドアや流すときのレバー、スイッチなど、たくさんの人がふれるところをさわるので、せっけんをつけてていねいに手を洗いましょう。海や山などにあるトイレには、せっけんが置かれていないこともあります。そういうときのために、せっけんやアルコール消毒ができるスプレーを持っていくようにしましょう。

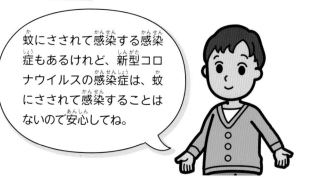

蚊にさされて感染する感染症もあるけれど、新型コロナウイルスの感染症は、蚊にさされて感染することはないので安心してね。

バーベキュー

⚠ 気をつけるポイント

☑ **調理前には
必ず手洗いしよう**

バーベキュー用の調理場にはせっけんがなかったり、あっても古かったりすることがあるので持っていきましょう。

☑ **コップやお皿、はしや
フォークに名前を書こう**

食器には、あらかじめ名前を書いておき、自分のものだけを使いましょう。また、料理は大皿ではなく小皿にとりわけましょう。

☑ **密集しないよう
にする**

お肉や野菜を焼いているところにみんなで集まって、密集にならないように気をつけましょう。

☑ **大きな声で
しゃべらない**

マスクをしないで大きな声でしゃべると、ひまつが飛んで人にかかったり、料理に入ったりするので気をつけましょう。

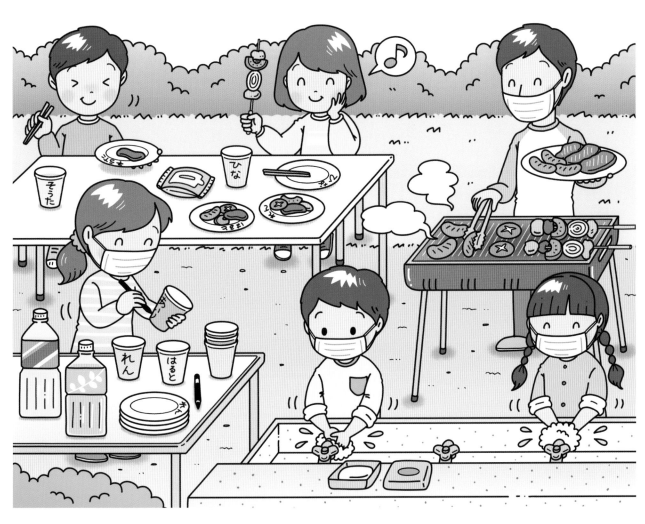

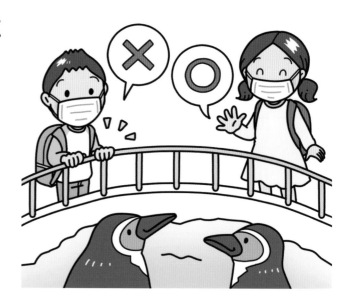

観光施設

みんながさわるところは
なるべくさわらない

どんな観光施設に行った場合でも、気をつけることはほとんど同じです。

手すりやボタンなど、みんなが手でさわるところにはなるべくさわらないようにしましょう。

さわったときは、その手で自分の顔にふれないようにし、トイレなどで必ず手を洗ってください。

せまい場所や混んでいる場所からはなれる

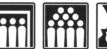

動物園や水族館、美術館や博物館などでは、せまかったり、人気がある展示のために混雑していたりして、人が密集してしまう場所があります。

そういうところには、長くとどまらないようにし、人とのきょりをできるだけあけましょう。

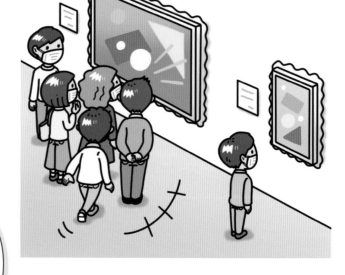

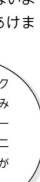

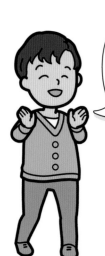

どこへ行くときも、マスクと手洗いが基本だね。おみやげを買うときは、スーパーマーケットやコンビニの注意点（18ページ）が参考になるね！

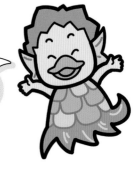

観光施設や宿泊施設では、スタッフの人が定期的に消毒や換気などをして対策をしているよ。みんなが気をつけることで、さらに感染のリスクが少なくなるよ！

34

宿泊施設

！ 気をつけるポイント

☑ 人が集まるところではマスクをしよう

家族しかいない部屋で過ごすときはマスクをはずしてもいいですが、レストランや大浴場など、共用の施設を使うときはマスクをつけて移動しましょう。

☑ 会話は部屋でしよう

レストランや大浴場など、他のお客さんがいるところではできるだけしゃべらないで過ごし、部屋にもどってからゆっくり話すようにしましょう。

☑ 部屋の窓はときどき開けて換気をしよう

ホテルや旅館では、入り口のドアは開けておかないほうがいいですが、部屋の中の戸は開けておき、窓は1時間につき15～20分ほど開けて換気をしましょう。

☑ ドアノブやエレベーターのボタンにさわったら手を洗おう

たくさんの人がさわるところにさわったら、その手で自分の顔にふれないようにし、せっけんで手を洗いましょう。

☑ 大浴場ではしずかにゆっくりと

大浴場の中や脱衣所ではマスクをはずしているので、近くで話さないようにしましょう。他の人ときょりをとって、しゃべらずにゆったりと湯船につかり、家族を待たずにあがるようにしましょう。

混む時間をさけて、すいているときに利用すると、感染のリスクを下げることにつながります。

バイキング形式の食事では

部屋で食事をするほうが感染のリスクは低いですが、ちゃんと対策をしているところなら、バイキングでも心配することはありません。トングを使いまわさない、手袋をするなど、利用する側もルールにしたがって、安全に食事を楽しみましょう。

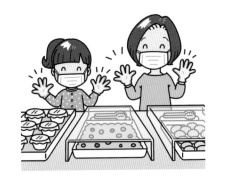

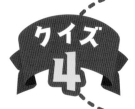

クイズ 4 観光施設ではどこに ウイルスがたまりやすいかな？

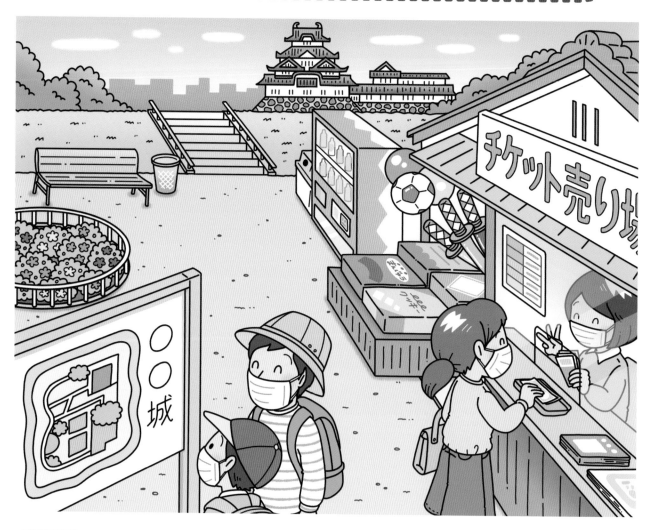

 ヒント

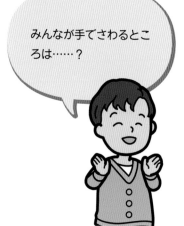
みんなが手でさわるところは……？

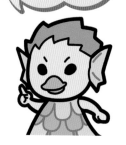
お金の受けわたしをするところにもウイルスがたまるよ。

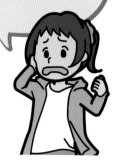
ボタンをおすところはたくさんの人がさわるね。

答えは 38 ページ ➡

クイズ 5 宿泊施設ではどこにウイルスがたまりやすいかな？

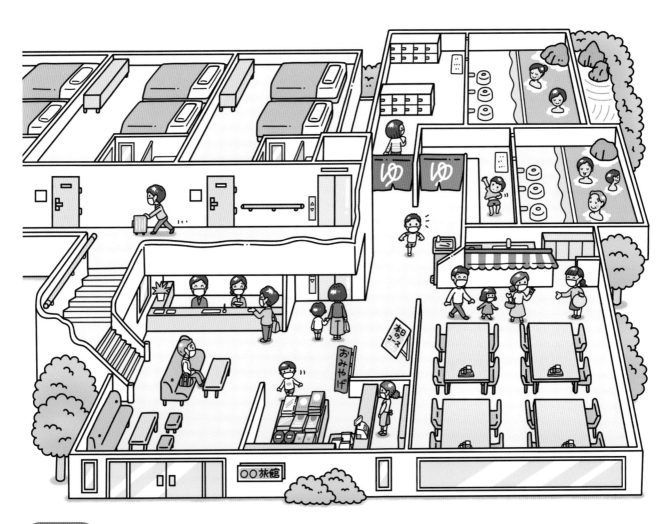

ヒント

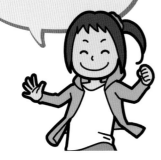

たくさんの人が出入りするのはどこだろう？

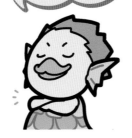

食事をするところにもウイルスがたまっているんじゃないかな？

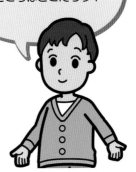

たくさんの人が手でさわるところはどこだろう？

答えは 38 ページ →

クイズ4の答え みんながさわるものには ウイルスがたまりやすい。

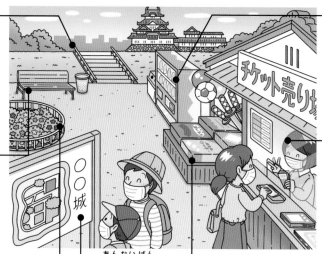

階段の手すり（大）
手でつかまるところだから、さわったら、必ず手を洗おう。

ベンチ（中）
座るときに手でさわらないように気をつけよう。

花だんの手すり（大）
手でさわるところだから、ウイルスがたまっている可能性が高いよ。

案内板（小）
目的地を指でさわらないようにしてね。見て確認しよう。

自動販売機のボタン（大）
たくさんの人が指先でおしている可能性が高いよ。さわったら手を洗ってね。

チケット売り場（大）
お金をさわった手で顔をさわらないでね。なるべく早く手を洗おう。

おみやげ（中）
たくさんの人が出入りして、商品を手でさわっているよ。見て選ぼう。

クイズ5の答え 人が集まるところは ウイルスも集まりやすい。

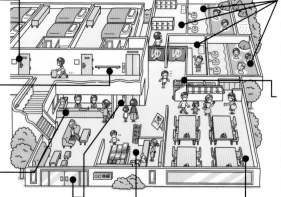

部屋のドアノブ（小）
決まった人しかさわらないけど、ウイルスがいるかもしれないよ。

ろうかの手すり（中）
ウイルスがいる可能性があるよ。さわったら手を洗おう。

フロント（大）
宿泊の手続きやお金の受けわたしなど、たくさんの人が利用する場所なので、ウイルスがいるかもしれないよ。

エレベーターや入り口の開閉ボタン（大）
指先より、ひじや指の関節でおすと、リスクがおさえられるよ。

売店（中）
たくさんの人が出入りしたり、お金の受けわたしをしたりするところだから、ウイルスがたまっている可能性があるよ。

大浴場と脱衣所（中）
マスクをとる場所だから会話はひかえめにしよう。人とのきょりはあけてね。

水飲み場（中）
直接飲むタイプのものは数秒間流したあとに飲もう。コップに入れるタイプのものは、コップを共有しないでね。

食事処（大）
レストランの注意点（24ページ）が参考になるよ。

災害のときに気をつけること

マスクやアルコール消毒液も用意しておく

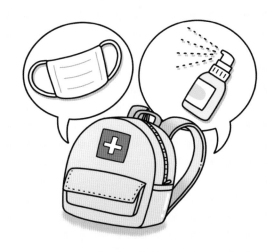

　災害が起こってひなんしなくてはいけないときのために、非常用のバッグを準備している家庭が多いと思います。

　感染症へのそなえとして、そこにマスクやアルコール消毒液も入れておくと安心です。マスクは少し多めに入れておきましょう。

災害時でもこまめな換気を

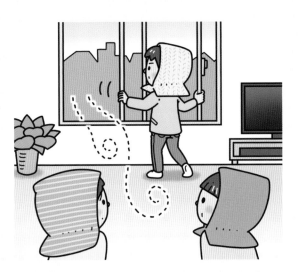

　災害が起こったときでも、家にいられる場合は、こまめに換気をするようにしましょう。

　台風や土砂くずれのようなときは、窓を開けると危険な場合がありますから、状況をみながら落ち着いて対応しましょう。

密をつくらないよう分散ひなんを

　ひなんする必要があるときは、ひなん所に限らず、他に行けるところがないか考えましょう。ひなん所はすぐに密になってしまうので、感染症にかかるリスクが高まります。

　感染症が流行しているときは、ホテルが空いている部屋をひなん場所として提供してくれることもあります。そういうところを利用する方法があることを知っておきましょう。

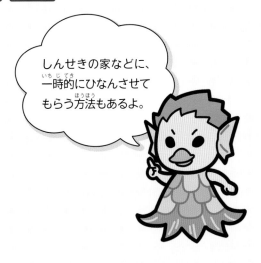

しんせきの家などに、一時的にひなんさせてもらう方法もあるよ。

さくいん

あ アマビエ ……………………… ①巻 35

ウイルス ……………………… ①巻 8

エタノール消毒液 ……… ③巻 10、11

エッセンシャルワーカー … ①巻 52

オンライン …………… ①巻 42、43

　　　　　　　　　　　　③巻 23

オンライン診療 …………… ④巻 23

か 換気 ………………………… ①巻 20

　　　　　　　　② 巻 13、14、34

　　　　　　　　③ 巻 4、8、35

　　　　　　　　④ 巻 13、35、39

感染症 ……………………… ①巻 8 〜 15

感染レベル ………………… ②巻 9

クラスター ………………… ①巻 18

健康観察表 ………………… ②巻 6、7

COCOA ……………………… ④巻 8

COVID-19 …………………… ①巻 6

さ SARS-CoV-2 ………………… ①巻 6

三密 ………………………… ①巻 18、19

　　　　　　　　　　　　② 巻 5

　　　　　　　　　　　　④ 巻 4、26

次亜塩素酸ナトリウム ……… ③巻 12、13

自宅療養者 ………………… ③巻 34

消毒 ………………… ③巻 9、10 〜 13

　　　　　　　　　　　④ 巻 18、25

新型コロナウイルス ………… ①巻 4 〜 7

ストレス …………………… ③巻 33

ステイホーム ……………… ③巻 4、22

せきエチケット ………… ①巻 34、35

　　　　　　　　　　　　② 巻 11

ソーシャルディスタンス ………… ②巻 10

た 手洗い …………………… ①巻 36 〜 39

　　　　　　　　　　② 巻 8、34

　　　　　　　　　　③ 巻 4、7、8

　　　　④ 巻 5、12、21、22、32、33

テレワーク ………………… ①巻 42

な 濃厚接触者 ………………… ③巻 34

は パーテーション …………… ②巻 43

ピークの時間 ……………… ④巻 20

ひまつ ……………………… ①巻 9

　　　　　　　　　　　　② 巻 10

　　　　　　　　　　　　④ 巻 26

フェイスシールド ………… ②巻 47

分散ひなん ………………… ④巻 39

ペット ……………………… ③巻 36

ま マスクのつけ方 ………… ①巻 26、27

密閉 ………………………… ①巻 20

密集・密接 ……………… ①巻 23 〜 25

　　　　　　　　　　　　② 巻 19

免疫 ………………………… ③巻 28

ら リモート …………………… ②巻 35

わ ワクチン …………………… ①巻 12

監修

日本感染症学会専門医

佐藤昭裕

KARADA内科クリニック院長。医学博士。日本感染症学会専門医。総合診療
医として全身の幅広い診療と、感染症専門医としてHIV感染症や結核、マラ
リアなどの診療に加え、集中治療、院内感染対策、ワクチン診療などに従事。
「東京都感染症マニュアル2018」や「感染症クイック・リファレンス」などの作成
に携わる。東京医科大学病院感染症科医局長や東京医科大学茨城医療セン
ター感染制御部部長、感染症科科長などを歴任し、現職に至る。 著書『感
染症専門医が普段やっている 感染症自衛マニュアル』(SBクリエイティブ)。

参考文献

『感染症専門医が普段やっている 感染症自衛マニュアル』(SBクリエイティブ)

カバー・キャラクターイラスト	カワモトトモカ
イラスト	ひらいうたの
デザイン	高橋里佳、桑原菜月 (Zapp!)
DTP	茂呂田剛 (M&K)
執筆	たかはしみか
編集	株式会社スリーシーズン (吉原朋江、永渕美加子)
校正	株式会社夢の本棚社

知っておきたい!

新しい生活様式 ❹

町・外出先での感染予防と新しい生活様式

2021年4月1日 初版発行

監修	佐藤昭裕
発行者	岡本光晴
発行所	株式会社あかね書房
	〒101-0065 東京都千代田区西神田3-2-1
	☎03-3263-0641(営業) 03-3263-0644(編集)
印刷所	株式会社精興社
製本所	株式会社難波製本

ISBN978-4-251-09418-6 C8347

NDC 498
監修 佐藤昭裕
知っておきたい! 新しい生活様式 ④
町・外出先での感染予防と新しい生活様式
あかね書房 2021 40P 31×22cm

知っておきたい！
新しい生活様式

監修／佐藤昭裕（日本感染症学会専門医）

① 新しい生活様式って
なんだろう？

② 学校生活での感染予防と
新しい生活様式

③ 自宅での感染予防と
新しい生活様式

④ 町・外出先での感染予防と
新しい生活様式